DU

MASSAGE

OU MANIPULATION

APPLIQUÉ A LA THÉRAPEUTIQUE

ET A L'HYGIÈNE

Par Jules GAUTIER

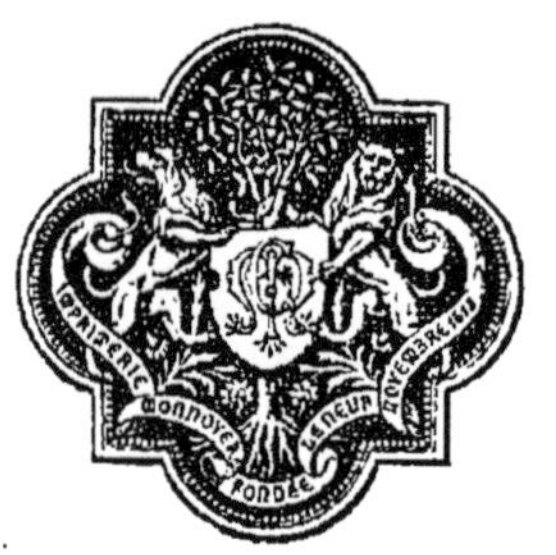

LE MANS
TYPOGRAPHIE EDMOND MONNOYER
12, Place des Jacobins, 12

1880

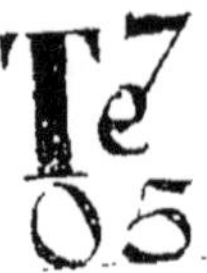

DU MASSAGE OU MANIPULATION

DU MASSAGE OU MANIPULATION APPLIQUÉ A LA THÉRAPEUTIQUE ET A L'HYGIÈNE

Par Jules GAUTIER

LE MANS
TYPOGRAPHIE EDMOND MONNOYER
12, Place des Jacobins, 12

1880

MASSAGE OU MANIPULATION

Le massage ou manipulation est une pratique hygiénique qui consiste à pétrir les chairs, à presser avec la main les parties du corps, afin d'exciter la tonicité de la peau et des tissus.

Cette pratique, si bien appréciée par les Orientaux qu'elle est tombée chez eux dans le domaine public, est encore à peine connue en France, et cependant son action est des plus puissantes, son influence des plus heureuses.

Le massage est aussi, dans les mains d'un praticien instruit, un mode de traitement qui guérit très souvent, et soulage toujours lorsqu'il est employé avec discernement.

Sous son influence les vieillards voient leur vie se prolonger au delà d'une légitime espérance. C'est au massage et aux étuves suivies de bains froids, que les Russes de toutes les classes prennent chaque semaine par suite de leurs idées religieuses, c'est à ces moyens, dis-je, qu'ils doivent surtout de compter un nombre relativement si grand d'octogénaires, de nonagénaires et même de centenaires. Si, comme méthode générale, le massage n'est pas en France une nouveauté acceptée, cela tient qu'en médecine, comme dans toutes les sciences, une pratique dont se sert le vulgaire, quelle que soit sa valeur réelle, est souvent repoussée comme indigne, tandis qu'elle eût réussi, si elle eût eu l'autorité d'un nom.

Il ne faut pas, comme le dit le professeur Nélaton, « rejeter systématiquement un moyen utile, seulement parce qu'il aura été découvert et employé par des hommes étrangers à l'art de guérir. »

Il est assurément bon nombre de docteurs qui, soit par insouciance, soit par ignorance, n'ont jamais fait usage du massage, bien que, dans beaucoup de circonstances particulières, cela leur eût permis de rendre d'immenses services.

Pourtant les anciens ont formulé les indications du massage dans certaines maladies. Hippocrate, dans son traité des articulations, dit : « Le médecin doit posséder l'expérience de beaucoup de choses, et, entre autres, celle du massage. Le massage resserrera une articulation trop lâche et relâchera une articulation trop rigide. » Ce qui signifie que le père de la médecine savait que par des frictions opérées par la main, on pouvait fortifier les jointures, les assouplir et leur rendre l'intégrité des mouvements. Hérodote le décrit ainsi : « On doit frictionner chaque partie, en passant la main de haut en bas. Au commencement, la friction doit être légère et lente; ensuite, elle devra être rapide et accompagnée de pressions. » (Debout., *de l'Entorse*, etc...)

Bien plus, il résulte d'une note de M. Littré que le massage était antérieur à l'école d'Alexandrie et à celle d'Hippocrate :

« Asclépiade pratiquait la médecine sans l'aide de médicaments. De son temps, il n'y avait que cinq choses desquelles on usait en toutes sortes de maladies, savoir : faire diète de boire et de manger ; *frotter le corps,* faire exercice, se promener à pied et à cheval, faire bercer le malade pour l'endormir. »

« Tout ce qui est capable d'agir sur l'organisation de l'homme peut être employé comme remède, dit Hufeland. Ceci s'applique aussi bien aux agents extérieurs qu'aux substances destinées à être absorbées, et il est incontestable que le massage a une action particulière et rapide sur les parties du corps où on l'exerce. On peut donc le ranger parmi les moyens de guérison dans des circonstances déterminées, et ce ne sera pas un moyen *empirique* ; car, du moment qu'il est subordonné au raisonnement, qu'il est étudié dans ses effets, tout moyen devient rationnel et peut être employé sans que la dignité professionnelle en ait à souffrir. »

Mais combien de fois et sous combien de formes variées faut-il que certaines vérités soient exprimées et répétées pour être comprises et mises en pratique ? Demandez-le à tous les hommes qui ont sacrifié leur temps au triomphe d'une idée utile ou d'une invention féconde.

Cependant, depuis quelques années, en présence de nombreux faits, les maîtres les plus illustres accordent leur puissant patronage à cette méthode aussi vieille que le monde, mais dégagée toutefois de son escorte d'exagérations.

Et, à vrai dire, si l'application du massage médical a de tout temps donné à l'art de guérir des résultats précieux, ce n'est guère que de nos jours que la science a pu les expliquer.

Aussi mon but, dans cette brochure, est-il de systématiser le massage, d'étudier les diverses formes de manipulations, d'examiner leurs effets physiologiques, enfin, d'exposer les applications qui en ont été faites et les résultats obtenus.

MASSAGE

OU

MANIPULATIONS THÉRAPEUTIQUES

Les effets puissants obtenus par les frictions et pressions manuelles exercées sur le corps de l'homme, dans le but d'entretenir la propreté et la santé générale, ont conduit à l'emploi thérapeutique du massage.

Le massage thérapeutique n'est en somme que le massage hygiénique, modifié selon la nature des maladies qui se présentent et le but que l'on veut atteindre.

Les manipulations thérapeutiques s'adressent à tous les systèmes organiques, et trouvent leurs indications plus ou moins urgentes dans presque toutes les maladies chroniques; elles constituent une partie importante du système de thérapeutique fonctionnelle dans lequel on se propose de rétablir, en modifiant directement le jeu des fonctions, l'intégrité des actes physiologiques et, par suite, la forme et la composition normale des tissus. Elles peuvent d'abord favoriser la circulation du sang artériel, accélérer le cours du sang veineux, rétablir la nutrition dans les points où elle est interrompue par une compression quelconque; dissiper la tuméfaction, le trouble causé par l'inactivité ou l'exagération des fonctions cellulaires; détacher les concrétions calcaires qui se forment dans tous les tissus, dans les ganglions lymphatiques, dans les glandes, et dans les articulations, etc.

Avant de passer à la description des différentes manipulations, je dois dire un mot des divers instruments usités par les artistes masseurs ; ce sont: la brosse, l'éponge, le gant, la raclette, les verges, la roulette, etc., etc... Tous peuvent être avantageusement employés par les personnes qui ne veulent qu'entretenir leur santé ; mais, quant aux soins bien entendus, rien ne remplacera les mains qui, jouissant de l'intégrité de leurs mouvements, seront toujours les meilleurs engins du massage, et — pourquoi ne le dirais-je pas? — quand surtout la différence de sexe entre le masseur et le patient, vient augmenter par son influence mystérieuse, magnétique si l'on veut, mais bien réelle, l'effet qu'on attend.

MANIPULATIONS

Les manipulations, en général, consistent dans une foule de manœuvres, ayant beaucoup d'analogie entre elles et qui peuvent se diviser ainsi :

Application simple de la main ;

Frictions douces ;

Frictions fortes ;

Pétrissage, malaxations, pincements ;

Mouvements, fonctions.

L'application *simple de la main* sur une région donnée de la surface cutanée produit de remarquables effets ; chacun sait que bien des malades trouvent un soulagement considérable à poser leurs propres mains sur le front, sur la nuque, au creux de l'estomac, sur la poitrine ou sur l'abdomen.

Mais ces faits prennent un caractère mieux accusé, quand c'est une main étrangère au malade qui les produit, et il arrive, sans que l'on puisse en donner de raison générale, que la même main appliquée, sur un sujet donné, produira, dans des conditions semblables, des effets fort différents. Il reste vrai, néanmoins, que la main appliquée pendant un temps suffisamment long sur des surfaces dont les plans profonds sont douloureux, détermine un soulagement rapide et marqué.

Les effets du contact de deux surfaces vivantes produisent donc des modifications importantes, et il est très probable que le contact joue en biologie un rôle au moins aussi important que dans les phénomènes inorganiques. Il est de fait qu'un grand nombre de personnes s'endorment en joignant les mains, ce qui donne à conclure que le contact des deux mains a une certaine influence sur la production du sommeil et doit être conseillé dans certaines conditions d'insomnie.

Il est aussi probable que, dans ces cas, les courants voltaïques développés dans la pile vivante reçoivent des actions de contact, des modifications importantes, et que les conditions physiques de l'organisme doivent plus ou moins varier, selon qu'un principal circuit est ouvert ou fermé par la jonction ou la disjonction des mains.

Frictions douces, encore appelées passes, frôlements, exercées de haut en bas dans le massage général, c'est-à-dire sur tout le corps, et de bas en haut lorsqu'on s'adresse à un gonflement ou à l'enflure d'un membre ou d'une articulation.

Ces frictions se font avec la pulpe des doigts, qu'on aura enduite préalablement d'un corps gras (axonge ou huile d'amandes douces), ce qui permet de glisser uniformément quand la friction doit se prolonger pendant un certain temps. Ces frictions ont pour effet de produire l'engourdissement de la région en y déterminant un hypnotisme local.

Frictions fortes, à pleines mains, ou massage proprement dit, faites également de haut en bas dans le massage général, et de bas en haut, suivant le cours du sang veineux, lorsqu'on se propose de faire disparaître l'empâtement des tissus, le gonflement des articulations, et de refouler ces fluides épanchés vers des surfaces saines et par conséquent facilement absorbantes.

Pétrissage, malaxation, pincement, sont des pressions méthodiques, régulières, exercées avec la paume des mains et les doigts réunis, pressions dont l'effet se transmet jusque dans la profondeur des membres, qui sont ainsi malaxés et comme pétris. Généralement faites de haut en bas et de bas en haut, ces manœuvres ont pour but de ranimer les fonctions de la peau et de provoquer des réactions fonctionnelles.

Toutefois on doit tenir compte de l'attitude du malade pendant et après les manipulations. En général, quand on veut obtenir des effets de résolution veineuse, il importe de placer les parties dans le relâchement le plus complet. Si l'on veut, au contraire, favoriser l'artérialisation, c'est-à-dire augmenter la quantité du sang artériel qui, dans un temps donné, afflue dans une région déterminée, la tension musculaire est indiquée et s'obtient par différentes attitudes prises et conservées volontairement.

Mouvements, fonctions. — Ce sont des mouvements imprimés aux muscles et aux articulations, opérés graduellement sur les articulations malades, et dans le sens de leur construction. Ainsi on ne remuera en rond que les articulations par *ginglyme*; on fléchira, on étendra seulement les articulations par *charnière*, se gardant bien de porter ces mouvements au delà des bornes prescrites par la conformation naturelle.

Ces différentes manipulations s'appliquent au massage général et au massage partiel, c'est-à-dire à tous les cas où il est indiqué comme traitement.

Mais l'étroitesse du cadre où je suis obligé de me renfermer, m'empêche de passer successivement en revue toutes les maladies pour voir si le massage leur est applicable. Je vais seulement énumérer les principales affections pour lesquelles l'expérience en a démontré les avantages, et signaler les effets produits. En conséquence, je commencerai par l'étude des organes de locomotion.

L'ENTORSE

On peut rencontrer l'entorse dans toutes les articulations. Ainsi, on l'a observée à l'épaule, au coude, à la main, à la hanche, au genou, au pied et même dans les articulations des vertèbres et du bassin.

Qu'est-ce donc qu'une entorse ? L'entorse, encore appelée foulure, est l'effet d'un mouvement dans lequel une articulation est forcée au delà de sa limite naturelle, sans que les os souffrent d'un déplacement sensible.

L'entorse de l'articulation *tibio-tarsienne* ou du pied étant l'accident le plus commun, sera de ma part l'objet d'une description spéciale, et fera comprendre le mode de faire qui ne sera que légèrement modifié pour les autres articulations. Chaque praticien saura suppléer à ce que je trouve inutile de dire ici en tenant compte de la conformation de l'articulation, de l'insertion des tendons et des muscles qui y convergent.

L'entorse de l'articulation *tibio-tarsienne* peut arriver après la torsion du pied, occasionnée par une violence extérieure, un faux pas, une chute, un saut, qui opère un déplacement momentané des surfaces articulaires. C'est pour ainsi dire un premier degré de la luxation.

Variétés. — L'entorse du pied peut avoir lieu en avant, en arrière, elle peut être interne ou externe suivant la position forcée qu'aura déterminée l'accident.

L'entorse interne est plus fréquente chez les femmes que chez les hommes, ce que la conformation des membres abdominaux suffit à expliquer.

En général, les femmes ont les genoux plus rapprochés, et au contraire chez les hommes on rencontre entre les deux genoux un certain écartement, ce qui fait que le poid du corps tend à porter sur le bord externe du pied, tandis que la disposition inverse tend à le faire porter sur le bord interne.

Causes prédisposantes. — Rare chez

les enfants, l'entorse augmente de fréquence avec l'âge. Les vieillards mêmes en sont plus facilement affectés que les adultes.

Le développement vicieux des articulations prédispose aux entorses : ainsi, les sujets scrofuleux présentent souvent cet accident ; les os, en effet, ayant été gonflés, surtout vers leurs extrémités pendant le premier âge, les ligaments ont été distendus, et les articulations restent mobiles et relâchées.

Pour le pied, par exemple, cet état des os dispose à l'enfoncement de la voûte tarsienne, vice de conformation connu sous le nom de *pieds plats*, et il est de notoriété que les individus affectés de cette disposition sont très sujets aux entorses tibio-tarsiennes.

On a encore considéré la goutte et le rhumatisme comme étant des causes prédisposantes de l'entorse. Chez ces sujets il n'est pas rare de voir la suppuration s'emparer de l'intérieur de l'articulation, déterminer le ramollissement des cartilages, la carie des os, et des tumeurs blanches trop souvent incurables.

Des observations consignées à l'Académie des sciences par Baudens, ancien chirurgien du Val-de-Grâce, il résulte que sur 78 amputations de la jambe ou du pied pratiquées par des médecins militaires, 60 avaient une entorse pour origine.

Symptômes. — Lorsque l'accident se produit, le sujet éprouve toujours une douleur vive, mais dont la violence peut être telle, que dans quelques circonstances elle donne lieu à la syncope. Presque aussitôt il se produit un léger gonflement ; les mouvements de l'articulation ne sont cependant pas plus difficiles que dans l'état ordinaire, quelquefois même on remarque le contraire, par suite de la rupture de quelques ligaments ; mais cette disposition dure peu de temps, peu à peu les mouvements deviennent plus difficiles, plus douloureux ; l'articulation devient chaude, sensible, elle se tuméfie, et parfois le gonflement devient considérable; au bout de deux ou trois jours, des ecchymoses plus ou moins étendues apparaissent au pourtour de l'article, et tous les symptômes d'une vive réaction inflammatoire se manifestent.

Anatomie pathologique. — Au point de vue anatomique, les ligaments ont seulement éprouvé un allongement dans les entorses légères; mais, lorsqu'elles sont violentes, toutes les bandelettes fibreuses de l'article peuvent être rompues, la capsule synoviale ouverte, les cartilages articulaires contusionnés, les muscles, les tendons, les vaisseaux voisins peuvent être distendus, lacérés, rompus même. La rupture des vaisseaux fait que le sang s'épanche, envahit les régions voisines et s'infiltre jusqu'au tiers supérieur de la jambe, ce qui lui donne une teinte foncée allant du bleu violet au noir. Ce liquide nourricier, échappé de ses vaisseaux, devient alors un corps étranger sous-cutané, un agent de compression d'autant plus douloureuse qu'elle s'exerce sur des organes déjà violentés.

Dans les cas plus graves, il peut y avoir déplacement des os, et, lorsque ce déplacement persiste, il y a luxation et non entorse, d'autres fois, fracture. C'est ici que les personnes étrangères à l'art, par leurs brutales pratiques, ne font ordinairement qu'accroître le mal qui existe déjà.

Diagnostic. — Lorsque l'on peut examiner une entorse avant que le gonflement des parties molles soit survenu, il est facile de la reconnaître. Si l'articulation est déjà tuméfiée, le diagnostic est moins aisé ; les commémoratifs joueront alors un grand rôle, et la douleur vive perçue au moment de l'accident, sans changement de rapports entre les saillies articulaires, la fera distinguer d'une luxation. On pourra plutôt méconnaître une fracture, surtout celle de l'extrémité inférieure du péroné. La netteté de l'ecchymose et la crépitation perçue pourront servir à éclairer le chirurgien.

Pronostic. — L'entorse légère n'est pas une affection grave, à moins qu'elle n'ait été mal soignée.

Quand l'entorse est grave, le pronostic est beaucoup plus fâcheux ; elle peut amener soit des récidives, soit des claudications, soit enfin, si elle atteint un sujet de tempérament scrofuleux ou affaibli, nécessiter l'amputation.

L'entorse est particulièrement grave chez les enfants, et il n'est pas pour eux de cause qui produise plus souvent la tumeur blanche.

Traitement. — Nous allons passer successivement en revue les divers moyens de traitements employés contre l'entorse. Ce sont :

Les réfrigérants, les antiphlogistiques, l'immobilisation, la compression et le massage.

Les réfrigérants s'emploient sous forme de bains locaux prolongés, d'affusions, d'irrigations continues ou à l'aide de compresses et de cataplasmes froids.

Les antiphlogistiques, lorsque l'entorse est très violente, sont recommandés pour faire avorter l'inflammation. Ainsi on pratique au malade des saignées plus ou moins abondantes, ou on couvre de sangsues l'articulation tuméfiée.

Une fois les accidents inflammatoires calmés, on remplace les antiphlogistiques par des résolutifs, tels que les compresses trempées dans les dissolutions d'acétate de plomb, d'ammoniaque, etc.

Dupuytren traitait l'entorse comme une fracture. Il enveloppait l'articulation de compresses imbibées d'eau blanche et mettait le membre dans un appareil à fracture.

Compression, repos absolu, tels étaient

les deux avantages que le célèbre chirurgien retirait de cette méthode qui, en quinze jours, guérissait ordinairement une entorse simple.

Un chirurgien américain dit avoir employé avec grand succès l'eau chaude contre l'entorse.....

De tous les moyens préconisés contre l'entorse, le massage est le plus prompt, le plus facile à exécuter et le plus efficace. En effet, il guérit l'entorse simple après la première séance, et rarement on est obligé d'y revenir plusieurs fois. Dans l'entorse grave, mais sans fracture, quatre ou cinq séances au plus suffisent pour permettre la marche.

Et cela parce que les manœuvres du massage agissent sur les symptômes principaux : la douleur, l'épanchement, le gonflement, etc., etc. Sur la douleur par les passes légères qui engourdissent et émoussent la sensibilité, par les frictions fortes et par cette pétrissure de l'épiderme humain, qui font disparaître le gonflement et facilitent le glissement des organes dans les coulisses ou gouttières qu'ils ont abandonnées lors de l'accident.

Le traitement de l'entorse par le massage a été décrit de différentes manières par des praticiens d'un mérite incontestable, et je crois qu'ils sont tous bons en ce qu'ils ont de commun. Je vais les reproduire pour servir d'étude à celui qui voudra pratiquer ce mode de traitement.

Procédé de M. Girard. — « Quelle que soit la gravité d'une entorse, je ne m'occupe d'abord que du gonflement et de la douleur, sauf, plus tard, lorsque j'ai fait disparaître ces symptômes, à constater les complications et à y remédier.

« Le premier temps de l'opération consiste dans de simples frictions, excessivement légères, car j'effleure à peine la peau avec le bout des doigts. Ces frictions sont exécutées avec la face palmaire des doigts réunis, toujours de bas en haut, et de façon à ne pas éveiller la moindre douleur. Après dix, quinze ou vingt minutes, il est rare que l'on ne puisse pas exercer une pression un peu plus forte, que j'augmente ou que je diminue suivant les sensations éprouvées par le malade.

« Rarement a-t-on agi ainsi pendant une demi-heure, que déjà le patient accuse un soulagement notable, surtout appréciable lorsque les douleurs sont continues.

« Après ces frictions, et lorsqu'on a pu exercer sur le membre endolori une pression que l'on peut évaluer au poids de la main, alors commence le deuxième temps de l'opération, que je nomme le *massage* proprement dit.

« Il consiste à agir non seulement avec les doigts, que l'on écarte plus ou moins, pour les faire glisser dans les gouttières des régions, mais encore avec la paume des mains, de façon à embrasser toute l'articulation et toutes les parties environnantes. Dans ces deux temps, j'ai la précaution d'enduire mes doigts et mes mains d'un corps gras, tel que l'huile d'amandes douces, afin de faciliter leur glissement et de rendre leur contact plus doux à la peau.

« Ce second manuel se pratique en observant la même graduation que dans le premier, c'est-à-dire d'une manière douce, moelleuse, et sans secousses. Il faut toujours que les mains soient promenées daus le même sens, c'est-à-dire de bas en haut, et qu'elles agissent non-seulement sur les points douloureux, mais encore sur toutes les parties tuméfiées. Ainsi, dans l'entorse du pied et du poignet, j'exerce le massage depuis les extrémités des doigts jusqu'au lieu supérieur du tibia ou du radius, en mettant mes mains alternativement dans la position de la pronation et dans celle de la supination.

« Après ces manipulations plus ou

moins prolongées, suivant la gravité de l'entorse, j'arrive à faire opérer à l'articulation des mouvements dans tous les sens : mais cela seulement alors que les plus fortes pressions faites avec les mains n'éveillent plus aucune sensation douloureuse.

« Si ces mouvements déterminent quelque douleur, je m'en abstiens alors, pour revenir au massage, jusqu'à ce que de nouveaux tâtonnements me démontrent que la jointure peut être fléchie ou étendue, sans que le patient accuse de sensibilité anormale.

« Ces mouvements imprimés mécaniquement à la jointure ne peuvent qu'être très douloureux, et ne laissent pas que d'être même dangereux, si on veut les déterminer dès les premiers temps de l'opération. A notre point de vue, ils ne sont pas utiles pour la réussite du traitement, et on ne doit y recourir que comme moyen d'appréciation des résultats obtenus par le massage. »

Procédé de M. Milet. — « Je fais, dit-il (*Bulletin général de Thérapeutique*, t. LXVI, p. 80), coucher le malade atteint d'entorse sur un lit dur, aussi élevé que possible, afin de n'avoir pas besoin de me pencher ou de me courber. Je me place du côté du membre malade, c'est-à-dire à droite pour une entorse du pied droit. Je fais, avec mes pouces de l'une et l'autre main, des passes extrêmement légères depuis la racine des orteils jusqu'au tiers inférieur de la jambe; ces passes ont lieu sur toute l'étendue de la face dorsale et des faces latérales du pied entorsé.

« Ces passes légères, que l'on peut décorer du nom d'attouchements, de frôlements, durent environ de huit à dix minutes ; puis je fais des frictions qui sont des attouchements plus sensibles, plus marqués ; mes pouces appuient davantage sur les parties entorsées et vont, pour ainsi dire, suivre le contour des tendons. Ces frictions durent à peu près aussi longtemps que les passes légères, et sous leur influence vous voyez déjà les parties naguère gonflées diminuer de volume : la tuméfaction fond sous les doigts, si je puis m'exprimer ainsi. A ce moment du massage, on fait succéder des frictions ou des pressions très accentuées, très vigoureuses, aux frictions douces dont je viens de parler. Je ne me contente plus des pouces, je me sers alors des deux mains, avec lesquelles j'embrasse alternativement tout le pied, toute l'articulation malade et le bas de la jambe, les soumettant à la malaxation, au pétrissage, et leur imprimant à la fois quelques légers mouvements de latéralité, d'élévation et d'abaissement. Cette dernière manœuvre est continuée pendant huit à dix minutes ; puis je fais faire quelques pas au malade dans la chambre. Je mets ensuite une bande roulée sur l'articulation entorsée, et je laisse le patient sur son lit ou sur une chaise longue.

« Le lendemain, même manœuvre: je commence encore par des passes légères, j'arrive ensuite assez promptement aux frictions un peu plus énergiques, et enfin je termine par des pressions très vigoureuses et en faisant exécuter des mouvements assez étendus au membre malade.

« Le troisième jour, même séance de vingt-cinq à trente minutes dans les cas graves, de quinze à vingt minutes dans les cas légers, après laquelle vous pourrez dire au malade, sans crainte de vous tromper : *Surge et ambula.* »

Procédé de M. Lebâtard. — « Le malade, étant assis, tient la jambe blessée étendue, la plante du pied appuyée sur le genou de l'opérateur. Il est préférable qu'elle y soit fixée par les mains d'un aide. Si l'opérateur agit sur le pied droit, il embrasse le talon dans la paume de la main gauche, le bascule de bas en haut et d'arrière en avant, exerçant de la sorte une forte traction sur le tendon d'Achille. Le pouce de la main gauche s'étend, autant que possible, sur le gonflement tibio-tarsien, en cherchant à amener derrière la malléole externe tous les tissus qui en sont le siège. Il procède ainsi en maintenant la même position du membre et du talon, jusqu'à ce qu'il ait ramené à sa forme naturelle l'articulation qui primitivement était tuméfiée. Le gonflement dissipé sous l'influence de cette forte pression dirigée du bord externe au bord postérieur de la malléole externe, le pouce de la main gauche exerce encore des pressions moins puissantes pour terminer l'opération et rendre au pied, sur sa face externe, sa forme naturelle. Abandonnant les tractions sur le talon, en le maintenant toutefois de la main gauche, l'opérateur exerce de la main droite, sur la face dorsale du pied entorsé, de fortes pressions qui, dirigées de son extrémité inférieure vers la supérieure, contournent l'articulation d'avant en arrière et obliquement de chaque côté.

« Le pied, par cette manœuvre, retrouve sa forme primitive, et les douleurs déterminées par les différentes pressions cessent à mesure qu'on les exerce. Le malade peut aussitôt se lever et marcher, aucun appareil n'est nécessaire, et le blessé reprend ses occupations le lendemain ou le surlendemain. Par ce procédé, on obtient la disparition de l'engorgement en quelques minutes, et s'il reste un peu de tuméfaction, elle disparaît en peu de jours. Il en est de même de la douleur, qui se dissipe ordinairement en trois ou quatre jours. L'empâtement subsiste encore longtemps dans les entorses datant de quinze jours, trois ou six semaines; mais en aucun cas ni la douleur, ni l'empâtement ne persistent au point d'empêcher la marche. Dans tous les cas, au contraire, il faut faire marcher les malades aussitôt après la réduction ; enfin la réduction, quelle qu'ait pu être l'étendue ou la gravité de l'épanchement, n'a jamais été suivie d'accidents inflammatoires. » (Debout., *de l'Entorse.*)

Les procédés de MM. Girard et Millet ont entre eux beaucoup de ressemblance. Ils sont doux, progressifs, évitent le plus possible la douleur, ils se caractérisent par des frictions méthodiquement croissantes, et se complètent par des mouvements de l'articulation que l'on reproduit aussi sans brusquerie.

La manière de faire de M. Lebâtard est brillante, rapide, mais douloureuse. Ainsi on voit parmi les observations à l'appui de cette méthode, celle d'une danseuse, Mlle L..., qui, quatre jours après l'accident, put danser et se faire applaudir.

Ce fait me rappelle une guérison instantanée sur un de mes compatriotes, qui en descendant un escalier se contourne le pied et contracte une entorse violente. Traité en vain depuis un mois par des moyens rationnels, et fatigué des friandises de l'apothicaire, il me pria de le conduire chez une médicastre à Chantilly, connue sous le nom de la dame blanche, et cela, parce qu'à l'exemple des jeunes filles consacrées à Vesta, elle portait toujours du blanc.

Aussitôt arrivé, et sans autre préambule, cette dame mit le pied du patient sur ses genoux, lui fit exécuter des mouvements de bascule accompagnés de frictions et de pressions énergiques.

L'opération se fit promptement, la douleur fut intense, mais une fois terminée, le malade put se lever et marcher. En signe de reconnaissance il offrit sa béquille à la dame blanche. Elle la plaça à côté d'une autre en disant, avec cette grâce insinuante des femmes qui attendent un compliment : celle-ci appartient à M. Ledru-Rollin, votre ancien député.

Les tractions fortes, énergiques, opérées dès le début, peuvent avoir un résultat heureux, mais elles ne doivent être pratiquées qu'avec prudence.

Voici enfin comment procède M. Rizet; sa méthode ressemble beaucoup aux trois autres, mais elle est moins douloureuse que celle de M. Lebâtard.

« Il faut, dit-il, procéder avec lenteur et une douceur extrême, puis on peut sans trop de hardiesse commencer par l'application des pouces sur les parties tuméfiées, les appuyer graduellement sur tous les points engorgés ; après quoi, on applique la face palmaire des mains, en commençant les pressions des parties les plus déclives vers la racine du membre. C'est ce second temps de l'opération que M. Girard appelle le massage proprement dit. Tout en agissant avec les mains, on promène les doigts dans les gouttières de la région, après avoir pris le soin d'enduire ces organes d'un corps gras, ce qui rend leur contact moins sensible au malade et permet un frottement plus efficace et plus égal sur les parties contuses. Ce premier temps terminé, selon le genre d'entorse, et l'articulation intéressée, on peut faire exécuter quelques mouvements qui rappellent le jeu de l'organe et permettent d'apprécier les résultats immédiats du massage. Il faut avoir la précaution de ne pas exagérer ces tractions et de s'arrêter à la limite de la douleur. »

Selon moi, dans le massage, tout doit être mesuré, gradué, progressif ; car j'ai pour principe de guérir l'entorse en déterminant le moins de douleur possible, pour cela j'exclus toute tentative brusque, saccadée, violente. Le patient doit être couché ou assis, son pied reposant sur le bord du lit ou sur mon genou ; les mains enduites d'un corps gras, j'entre immédiatement en action. L'opération se fait en quatre temps.

Dans le premier temps, j'applique la main sur la partie douloureuse, pendant quelques minutes, puis je pratique des passes légères de bas en haut, suivant la circulation veineuse et lymphatique, avec l'extrémité des doigts qui doivent être tournés en avant, depuis le bout des orteils jusqu'au mollet. Les passes ont lieu sur le dos du pied et les faces latérales. Ces manœuvres douces, faites avec lenteur puis rapidement, arrivent peu à peu à émousser la sensibilité de la région, et après un quart d'heure de durée, l'ont suffisamment disposée aux frictions fortes.

Dans le deuxième temps, on va insensiblement de ces passes légères à des alternatives régulières de pressions plus fortes ; ces pressions se pratiquent avec les pouces, les deux mains embrassant le pied du malade ; pouces en dessus, en contournant les malléoles selon le siège de l'entorse, de façon à refouler vers le haut la masse des liquides épanchés.

Après dix minutes de ces manœuvres, si elles ne sont pas douloureuses, on entre en plein dans les frictions énergiques qui constituent le troisième temps ; la main étant dans la même position, on fera entre le pouce et les doigts une sorte de pétrissage, malaxation, pincement de tout le membre, ce qui aidera à dissiper l'enflure et à prévenir les indurations si tenaces des tissus fibreux.

On s'efforce, dans le quatrième temps, de faire exécuter au pied entorsé des mouvements afin de lui rendre son énergie fonctionnelle. Les mouvements, d'abord imperceptibles, vont en augmentant, si bien qu'à la fin de la séance, on fait exécuter à la partie tous les mouvements physiologiques dans leur plus grande amplitude. Si l'entorse n'a pas de complication, de luxation ou de fracture, le malade doit marcher.

Je ferai observer que les entorses tibio-astragaliennes ou péronéo-astragaliennes, surtout lorsque le ligament interosseux est intéressé, exigent plusieurs séances avant que de tenter le mouvement.

En général, la première séance doit être fort longue, et la guérison sera d'autant plus assurée que le remède suivra de près l'accident.

A la suite du massage, on fera bien de ne pas employer la bande roulée: mieux vaut une simple compresse imprégnée de teinture d'arnica étendue d'eau froide.

Cependant il se produit quelquefois des complications dans les entorses chroniques, et, après le massage, il est bon de recourir à un bandage compressif et à l'immobilité. Cette manière différente d'agir n'est, en tout cas, qu'une exception.

En effet, dans l'entorse récente, par les manipulations, on étale l'épanchement que doit reprendre bientôt une absorption active et puissante; dans l'entorse ancienne, par la compression, on peut prévenir l'arrêt définitif de cette circulation lymphatique entravée depuis longtemps.

Toutefois, ces accidents ont presque toujours pour cause le repos absolu qu'a entraîné la chronicité de la maladie; aussi devra-t-on, par le massage, réduire le volume de l'articulation pour la ramener à sa forme naturelle, puis obtenir l'intégrité des mouvements.

Telle est la méthode que j'emploie pour guérir toutes les entorses, qu'elles soient récentes ou anciennes, aiguës ou chroniques, qu'elles siègent au pied ou à une autre articulation (1).

Le massage sera même utile lorsqu'il y a complication; les manipulations, prudemment exécutées, aideront le diagnostic en dissipant le gonflement : on aura alors plus de chance de constater la lésion de l'os.

(1) J'omets ici, à dessein, une foule de cas de guérison par le massage; les ouvrages qui traitent ce sujet en sont prodigues.

LUXATION TRAUMATIQUE

Les luxations traumatiques sont réduites à l'aide de manipulations dont la description ne rentre pas dans les manœuvres du massage proprement dit ; mais, cependant, je crois qu'un grand nombre de luxations anciennes considérées comme irréductibles, ne le sont en réalité que parce que l'on n'a pas fait précéder les tentatives de réduction violente de manipulations méthodiques, résolutives, en vue de dégager les jointures des produits d'irritation ou d'épanchement concrétés qui établissent des adhérences ou s'opposent aux mouvements.

Dans l'entorse du genou, ces faits ne sont pas rares, lorsque le massage n'a pas suivi l'accident, et la lésion chronique de cet organe est toujours grave, surtout chez les sujets lymphatiques et scrofuleux ; aussi devra-t-on, lorsque l'inflammation et les douleurs vives auront cessé, réduire le volume du genou par des manipulations, afin de faciliter les pratiques nécessaires à la réduction. Toutefois, la réduction ne sera possible que lorsque la déformation des surfaces ne s'opposera pas absolument au rétablissement des rapports normaux, ou que des néarthroses solides ne se seront pas formées. C'est surtout dans les luxations de l'épaule, du poignet et du pied, que l'on peut obtenir, même après plusieurs mois, des résultats satisfaisants.

ARTHRITE GOUTTEUSE

Il y a peu de maladies dont la théorie soit restée plus obscure et le traitement plus incertain. La remarquable influence de la position sociale sur la production de la goutte, est un des faits les plus importants de l'histoire des causes de cette affection. Elle a été désignée sous le nom de maladie des riches.

Si par des moyens généraux, régime, exercice, sudation, etc., on pouvait supprimer les causes déterminantes, il y aurait lieu de croire que la goutte serait l'une des maladies les plus faciles à prévenir, si les goutteux n'étaient en général gens mal disposés à suivre rigoureusement un régime sévère où Vénus et Bacchus seraient sagement réglés.

Dans la période inflammatoire de la goutte, il est douteux que l'on obtienne des résultats encourageants. Mais lorsque toute douleur aiguë a disparu et qu'il ne reste plus que l'impuissance fonctionnelle causée par la raideur des jointures, l'empâtement des tissus, l'atrophie des muscles et le défaut de souplesse des tendons, le massage trouve son indication.

Le manuel opératoire ressemble fort dans la goutte à celui de l'entorse pour ce qui est des jointures; mais il est bon d'associer aux manipulations locales des manipulations générales sur les principaux viscères de l'abdomen et de la poitrine, afin de favoriser et d'activer la combustion des matières protéiques, il est bon d'y joindre un régime rigoureux et, quand il se peut, des exercices gymnastiques poussés jusqu'à la sudation. On ne guérit pas, mais on améliore les fonctions, et par là on abrège et on prévient les accès.

ARTHRITE RHUMATISMALE

Le rhumatisme est une inflammation qui a le plus ordinairement son siège dans les tissus musculaires et fibreux et dans les articulations. Malgré la diversité de formes qu'il peut affecter, il est dû à une cause organique unique, inconnue dans son essence, mais manifeste par ses effets de mobilité, de congestion avec métastase sur le cœur.

Comme dans la goutte, le traitement du rhumatisme par les manipulations ne sera efficace que lorsque toutes les inflammations et les douleurs aiguës auront disparu et qu'il ne restera plus que l'impuissance fonctionnelle causée par la raideur des jointures, et cela parce que l'inflammation dans l'arthrite aiguë est causée par une lésion vitale, sur laquelle le massage ne peut avoir que des inconvénients. Dans l'état chronique, au contraire, le massage, prudemment exécuté, aura pour résultat un assouplissement général qui facilitera le jeu des organes et leurs fonctions naturelles.

LUMBAGO

On désigne sous ce nom presque toutes les affections qui produisent une douleur aux lombes. Cette maladie est très commune et reconnaît pour cause un effort brusque et violent, une fatigue produite par de lourds fardeaux, la rupture de quelques fibres musculaires, le refroidissement le corps étant en sueur, les excès vénériens, etc...

Lorsque le lumbago est intense, la douleur est vive, déchirante; elle occupe les gouttières lombaires, les masses musculaires vertébrales, d'un seul ou des deux côtés. La flexion et l'extension du tronc l'exaspèrent.

La saignée locale et les révulsions procurent une amélioration notable dans le tour de reins; mais le massage amène une guérison plus prompte, en ce sens que, par des frictions à pleines mains, il favorise la résorption du sang, et que, par la compression intermittente, il émousse la douleur et peut remettre les fibres tendineuses, musculaires ou aponévrotiques dans de bonnes conditions pour se cicatriser.

Une ou deux séances suffisent pour faire disparaître un lumbago simple; mais s'il est de nature rhumatismale, il n'est plus possible de fixer le nombre des séances, cela sera subordonné au sujet et à la gravité de la maladie.

Je dois dire que pour prévenir le lumbago, *douleurs de reins,* chez les personnes susceptibles de cette affection, je connais et recommande un moyen très simple, employé empiriquement depuis très longtemps et qui toujours a donné d'excellents résultats. Il consiste à porter une simple ficelle sur la peau, en guise de ceinture, en ayant soin de ne pas trop la serrer. Par sa mobilité elle exercera une friction constante, une irritation qui excitera, exagérera la vitalité de la peau, appellera vers ce tissu une quantité plus grande de fluide et augmentera la tonicité de cette région.

Dans la région cervicale, *torticolis, entorse, contracture des muscles, luxation,* se traitent par les manipulations avec un succès presque constant, pourvu toutefois que l'accident ne soit pas causé par des maladies aiguës à réaction fébrile. Elles ne feraient, dans ce cas, qu'augmenter le mal.

L'*orthopédie* fait fréquemment appel

au massage ; il n'est peut-être pas une seule difformité congéniale ou acquise qui ne puisse être amendée ou guérie par l'usage judicieux de ce mode de traitement associé aux diverses formes de la gymnastique médicale.

Beaucoup d'*asthmatiques* lui devront un adoucissement à leurs maux, par les modifications qu'il imprime à l'économie, par la manière dont il réagit sur toutes les fonctions de la vie organique et, spécialement ici, sur les fonctions de circulation, de sécrétion, d'absorption et d'innervation. Les personnes qui ont une grande tendance à l'*apoplexie* lui devront aussi un soulagement plus réel qu'aux saignées, dont on est si porté à abuser dans ce cas.

Dans la paralysie *atrophique*, ou paralysie *infantile*, le massage est recommandé à la période de maladie confirmée. Les massages, dans ce cas, doivent consister à pétrir le membre paralysé de façon à stimuler les capillaires et à réveiller leur tonicité.

Chez les femmes délicates à l'époque de la ménopause, on fera faire du massage, alterné avec des grands bains, ou seulement des frictions à l'aide d'un gant de flanelle, selon le degré de faiblesse de la malade. On assure encore que certaines phlegmasies internes, celles surtout de l'estomac, des intestins et des bronches, qui se lient le plus souvent à un état d'atonie de la peau, sont avantageusement modifiées par le massage.

Le massage doit fixer l'attention des médecins, et on comprend difficilement qu'une méthode si simple et si constante dans ses résultats ne soit pas tombée plutôt dans la médecine courante.

PRATIQUES HYGIÉNIQUES

L'hygiène est intimement liée à la médecine, dont elle forme une branche importante. Elle fournit d'ailleurs à la médecine prophylactique les moyens les plus puissants, lorsque, par le régime, par la gymnastique, les bains, les ablutions, le massage, etc., on cherche à prévenir le développement d'une affection ; enfin, l'hygiène touche à la thérapeutique en constituant la base du traitement dans certaines maladies. Les préceptes les plus importants de l'hygiène ont été connus et suivis dès l'antiquité la plus reculée. L'usage des lotions, des bains, était, chez les peuples de l'Inde, de l'Arabie, de l'Égypte, non seulement conseillé, mais prescrit par la loi, et nul ne pouvait s'y soustraire. Les Juifs conservèrent avec soin des règles d'hygiène qui leur venaient de la plus haute antiquité. Mahomet trouva établie et conserva chez les Arabes la partie importante de l'hygiène des Juifs. Chez les Romains, les soins du corps furent très remarquables. La propreté la plus scrupuleuse, le bain, les exercices du gymnase, les vêtements amples et bien appropriés au climat : telles étaient les bases de l'hygiène chez cet ancien peuple. Dans les temps modernes, les préceptes de l'hygiène, méconnus des peuples européens, conservèrent plus d'influence sur les orientaux et se maintinrent chez eux sous la sauvegarde des lois religieuses.

Le christianisme n'a point été favorable à l'hygiène. En ordonnant à ses fidèles de mépriser le corps pour ne penser qu'à l'âme, il remplaça par des macérations les habitudes hygiéniques de l'antiquité. C'est au XVIIIe siècle que l'on commença à secouer les préjugés et les coutumes vicieuses que l'ignorance avait jusque-là respectées comme saintes. Rousseau réforma l'éducation du corps, ou du moins lui fit faire un grand progrès. Les belles découvertes de la physique, de la chimie, de l'anatomie pathologique, vinrent jeter un nouveau jour dans les questions d'hygiène dont les hommes de savoir finirent par faire un corps de doctrine que les sciences sont chargées de compléter.

Le massage général, en tant que moyen hygiénique, est ordinairement combiné avec les bains.

Les personnes qui s'y soumettent, prétendent éprouver par cette manœuvre une indicible sensation de bien-être et d'excitation. Il semble à ceux qui sont débilités et raidis par la fatigue et la maladie ou par l'âge, que l'élasticité musculaire de la jeunesse se réveille sous la main qui les presse, que les forces se rétablissent, que le jeu de toutes les fonctions s'exerce plus librement. La fatigue surtout qui résulte de l'abus de la marche, de l'exercice prolongé et souvent répété des bras, des veilles ou des plaisirs de l'amour, disparaît pendant l'acte même du massage. (Estradère.)

M. Piorry s'exprime ainsi :

« Tous les auteurs s'accordent à dire que le massement, joint au bain, détermine dans l'économie un changement accompagné des plus agréables sensations, et dont il est difficile de se faire une idée.

« La peau d'abord humectée par l'eau ou la vapeur dans laquelle elle a été plongée, plus souple et plus flexible, ressent un bien-être qui donne à l'existence un charme tout nouveau. Il semble que l'on apprécie plus complètement le bonheur d'exister, et que jusqu'alors on n'avait pas vécu.

« A la fatigue que l'on éprouvait succède un sentiment de légèreté qui rend propre à tous les exercices du corps.

Les muscles rendus à leur contractilité naturelle, agissent avec plus d'énergie et de facilité. On croirait que le sang coule plus largement dans les vaisseaux qui le contiennent.

« Les forces physiques éprouvent donc des changements salutaires ; même les fonctions du cerveau, qui sont si souvent modifiées par celles-ci, présentent bientôt un surcroît d'activité remarquable. L'imagination se développe, le tableau riant des plaisirs s'y retrace sous un jour plus voluptueux et avec des couleurs plus vives. C'est alors que l'heureux habitant de l'Orient jouit avec plus de délices du climat enchanteur dans lequel il est né. L'Européen trouve dans cette coutume asiatique un plaisir qui la lui fait bientôt adopter. Il pousse même quelquefois cette habitude jusqu'à l'excès, et les femmes de nos contrées, transportées sous le ciel fortuné des Indes, ne passent pas un seul jour sans se faire masser par leurs esclaves, et sacrifient des heures entières à cette occupation. »

A l'article MASSAGE du *Dictionnaire des Sciences médicales*, le professeur Piorry nous apprend encore, que le capitaine Wallis, dans son voyage à Tahiti, descendit dans cette île, avec quelques malades de l'équipage de son vaisseau. Quatre jeunes filles vinrent auprès d'eux, et après les avoir déshabillés, elles leur frottèrent doucement la peau avec les mains, et ils se trouvèrent très bien des soins qui leur furent prodigués. L'historiographe Forswter, dans sa relation du voyage de Cook, précise davantage les habitudes des insulaires de Tahiti. « Dans un coin de la cabane, fermée partout de roseaux, on étendit pour nous une très belle natte par-dessus l'herbe sèche. Un grand nombre de parents de notre ami passèrent à l'instant près de nous, et sa fille qui, par l'agrément de ses traits, l'élégance de ses formes, la blancheur de son teint, égalait et surpassait peut-être toutes les autres beautés que nous avions vues jusqu'alors à Tahiti, souriait amicalement et fit beaucoup d'efforts pour nous être agréable...

« Afin de nous délasser, elles frottèrent de leurs mains nos bras et nos jambes, et elles pressèrent doucement nos muscles entre leurs doigts. Je ne puis dire si cette opération facilite la circulation du sang ou rend leur élasticité naturelle aux muscles fatigués, mais son effet fut extrêmement salutaire, notre force entièrement rétablie ; la fatigue du voyage n'eut pas de longues suites. »

Aujourd'hui que les Tahitiens vont devenir Français, puissent-ils, et c'est un vœu bien senti, ne pas déroger à leurs vieilles habitudes ; et qu'une pudeur mal comprise ne leur fasse pas renoncer à des usages si hospitaliers, si homériques !

Les peuples du Midi comprennent le bain et le massage à peu près de la même manière. Il n'en est pas ainsi pour les peuples du Nord, où cette pratique, inhérente aux mœurs, diffère sensiblement du massage hygiénique connu dans l'Orient.

Dans le Nord, on a besoin d'activer la circulation périphérique, d'autant plus que le froid tend à concentrer à l'intérieur la chaleur animale. De là, la convenance des mouvements actifs. Dans le Midi, au contraire, où il faut combattre cette tendance de l'exhalation cutanée aux dépens de l'activité intestinale, on doit agir sur l'absorption veineuse extérieure. De là, la nécessité de l'emploi des frictions, du massage. Activer la circulation périphérique chez les habitants du Nord, activer la sécrétion intestinale et modérer l'exhalation cutanée chez les Méridionaux. Pour atteindre leur but, les habitants des pays froids avaient besoin d'une excitation très grande à la peau, et ils y sont arrivés par le procédé qu'ils mettent en usage.

Après avoir pris leur bain, les Russes et les Finlandais entrent dans une étuve fortement chauffée ; là, un serviteur les fouette avec des verges de bouleau amollies dans l'eau, puis les frotte au savon, ensuite il les lave à l'eau tiède, à l'eau froide, dont il verse plusieurs seaux sur la tête. (Estradère.)

L'Oriental, au contraire, pratique le massage à l'instar des Grecs et des Romains. Savary, dans ses *Lettres sur l'Egypte*, rapporte les détails les plus circonstanciés sur cette particularité des mœurs des pays chauds. Le baigneur traversant une série d'appartements chauffés à différentes températures, y est enveloppé de vapeurs odorantes, qui pénètrent dans tous les pores. Son corps y est pressé, retourné et nettoyé avec une perfection incroyable ; ses membres sont assouplis, et l'on fait craquer ses jointures. Quand il est bien lavé, bien purifié, on l'enveloppe de linges chauds, et bientôt couché, sur un lit moelleux, toutes les parties de son corps sont séchées par les manipulations délicates d'un enfant. Le tabac et le café viennent ensuite ajouter de nouvelles sensations à celles produites par les manœuvres du masseur.

« Bientôt transporté dans un appartement spacieux et ouvert à l'air extérieur, la poitrine se dilate et l'on respire avec volupté. Parfaitement massé et comme régénéré, on sent un bien-être universel ; le sang circule avec facilité et l'on se trouve dégagé d'un poids énorme. On éprouve une souplesse, une légèreté jusqu'alors inconnues. Il semble que l'on vient de naître, et que l'on vit pour la première fois. Un sentiment vif de l'existence se répand jusqu'aux extrémités du corps, tandis qu'il est livré aux plus flatteuses sensations ; l'âme, qui en a conscience, jouit des plus agréables pensées ; l'imagination, se promenant sur l'univers qu'elle embellit, voit partout de riants tableaux, partout l'image du bonheur. Si la vie n'est que la succession de nos idées, la rapidité avec laquelle la mémoire les retrace alors, la vigueur avec laquelle l'esprit en parcourt la chaîne étendue, feraient croire que dans les deux heures du calme délicieux qui suit ces bains, on vit un grand nombre d'années.

« Tels sont les bains dont les anciens recommandaient si fort l'usage, et dont les Égyptiens font encore leurs délices. C'est là qu'ils préviennent ou font disparaître les rhumatismes, les catarrhes et les maladies de la peau, qui ont pour principe le défaut de transpiration; c'est là qu'ils guérissent radicalement ce mal funeste qui attaque les sources de la génération, et dont le remède est si dangereux en Europe (l'auteur fait allusion à la pthisie). C'est là qu'ils se défont du malaise si ordinaire aux autres nations, qui n'ont pas autant de soins d'entretenir la propreté de leur corps, etc. » (Extrait des Lettres de

Savary sur les bains du Grand-Caire.)

Le reste de l'Afrique et tout l'Orient cultivent le massage avec autant de soin, mais moins de luxe que l'Egypte, et, comme le dit M. Quesnoy, chez les indigènes de l'Afrique, comme chez tous les Orientaux, il n'est pas une douleur qui ne soit au début soumise au massage. Il faut que l'expérience ait bien souvent confirmé l'efficacité de cette pratique pour qu'elle soit conservée avec autant de foi, et que chaque tribu ait ses hommes spéciaux pour le massage. (*In* Estradère. Thèse de Paris, 1863, p. 50 et suivantes.)

L'Allemagne, la Suisse, l'Angleterre surtout, se sont inspirées de ces exemples. Aussi quelle différence entre les jeunes miss et nos jeunes Parisiennes !

Ici maladie, là-bas force et santé.

Cependant, en France, l'hygiène commence à être mieux comprise, grâce aux nombreux établissements où le massage, les bains et la gymnastique sont pratiqués avec intelligence. Malheureusement un nombre de privilégiés peuvent seuls bénéficier de ces avantages qui, du reste, ne se pratiquent guère que dans les grandes villes; aussi vais-je indiquer, pour y suppléer, une manière de faire simple et facile, pour les personnes dont la position ne permet pas un exercice actif.

L'expérience clinique démontre que la propreté et l'exercice du corps sont indispensables pour se bien porter. Les faits prouvent que l'eau froide active les fonctions de la peau, que les frictions répétées la nettoient et l'assouplissent, et que le massage et le mouvement surexcitent les fonctions de sécrétion, d'absorption et d'exalation.

Partant de ces principes, il ne s'agit que d'exposer un mode d'application remplissant ces différents actes physiologiques. Pour cela, il faut, le matin en se levant, pratiquer avec les mains sur tout le corps des pressions méthodiques, suivies de mouvements répétés des bras et des jambes, de façon à faire exécuter aux articulations tous les mouvements inhérents à leurs fonctions. On fera également mouvoir la colonne vertébrale : ainsi pour l'articulation du cou, on commence par fléchir la tête en avant, on la renverse ensuite de côté, puis en arrière, en lui faisant décrire un cercle aussi large que le permet l'articulation du cou. Pour la portion lombaire : sans plier les jambes, le buste en arrière, on devra élever les membres supérieurs, fléchir le corps en avant en décrivant un arc de cercle de manière à arriver progressivement à ce que l'extrémité des doigts vienne effleurer la pointe des pieds (1) ; puis on prendra un bain frais ou une ablution complète, suivie de frictions énergiques à l'aide d'une serviette sèche, et on terminera avec un gant

(1) Il sera prudent pour les femmes dans l'exécution de cet exercice de ne lever les bras que modérément.

de crin sur lequel on aura versé quelques gouttes d'alcool, d'eau de Cologne, ou une mixture de parties égales de rhum et d'eau de roses, qui servira également avec avantage en lotions pour la tête, et aura pour effet d'empêcher l'obstruction des pores, dont l'action libre est si nécessaire à la santé des cheveux.

Tout doit se faire promptement et demande au plus dix minutes : On s'habille et l'on boit un verre d'eau fraîche, ce sera le meilleur apéritif joint à une promenade qui doit toujours suivre pour faciliter la réaction.

Cette pratique hygiénique est une gymnastique passive, qui, tout en profitant à l'économie, ne demande pas d'exercice actif; elle a pour résultat de ramener la régularité et l'activité dans les fonctions en facilitant l'abord des fluides à la périphérie du corps, ce qui arrête le mouvement fluxionnaire interne, dégorge les organes et tend à rendre à l'organisme son équilibre. De plus, la propreté est un des moyens les plus efficaces pour avoir une belle peau. A cet égard l'usage des bains ou des ablutions sont les meilleurs cosmétiques que l'on puisse recommander; ils enlèvent les impuretés corporelles accidentelles et font disparaître les obstructions cutanées. C'est par ce moyen que les femmes d'Orient rendent leur peau aussi douce et aussi belle que celle des enfants les plus délicats. Je désirerais que toutes les jolies femmes puissent se convaincre qu'elles ne peuvent conserver leur santé et l'éclat de leurs charmes sans s'adresser chaque jour à cet agent purificateur : elles devraient regarder la baignoire comme un objet aussi indispensable dans leur maison que le miroir.

Il ne faut pourtant pas oublier que les moyens hygiéniques demandent, comme tout autre agent thérapeutique, du discernement. En effet, l'application inconsidérée du massage et de l'eau froide, peuvent produire des effets fâcheux : ainsi, par exemple, les pratiques hydrothérapiques donnent un résultat déplorable dans les affections organiques du cœur.

Le massage est dangereux et avance la désorganisation des tissus chez les personnes atteintes de tumeurs inflammatoires, ou de tumeurs qui appartiennent aux variétés cancéreuses.

Aussi faut-il savoir s'abstenir dans les contre-indications.

FIN.

DU MÊME AUTEUR :

DE LA FÉCONDATION ARTIFICIELLE
DANS LE RÈGNE ANIMAL

GUIDE HOMÉOPATHIQUE
Pour traiter les maladies des dents.

Le Mans. — Typ. Ed. Monnoyer. — Oct. 80.

www.ingramcontent.com/pod-product-compliance
Ingram Content Group UK Ltd.
Pitfield, Milton Keynes, MK11 3LW, UK
UKHW022134190726
13855UKWH00003B/1137